TARASSIS

TROUBLES DE L'AME ET DU CORPS

CHEZ L'HOMME

DANS LES TEMPS MODERNES ET DANS L'HISTOIRE

PAR LE

Dr LANOAILLE DE LACHÈSE

TROISIÈME ÉDITION

Prix : 2 francs

LIMOGES

IMPRIMERIE-LIBRAIRIE Ve H. DUCOURTIEUX

7, RUE DES ARÈNES, 7

—

1887

19

TARASSIS

TROUBLES DE L'AME ET DU CORPS

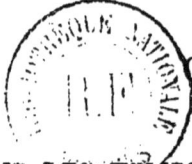

CHEZ L'HOMME

DANS LES TEMPS MODERNES ET DANS L'HISTOIRE

PAR LE

Dr LANOAILLE DE LACHÈSE

TROISIÈME ÉDITION

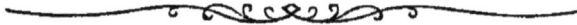

LIMOGES

IMPRIMERIE-LIBRAIRIE Vᵉ H. DUCOURTIEUX

7, RUE DES ARÈNES, 7

—

1887

PRINCIPALES PUBLICATIONS DE L'AUTEUR :

Un épisode médical en Algérie (Gazette des hôpitaux et tirage à part, in-8. Paris, 1865.)

De la classification géographique des malades (Gazette des hôpitaux et tirage à part, in-8. Paris, 1867.)

Les races latines dans la Berbérie septentrionale, in-8. Limoges, Barbou frères, 1878.

Limoges, Imp. Vᵉ H. Ducourtieux, rue des Arènes.

A Monsieur le docteur Lanoaille de Lachèse.

Paris, 7 janvier 1885.

Mon cher camarade,

J'ai présenté, hier, à l'Académie de médecine, votre intéressante brochure sur le *Tarassis* et j'en ai donné un court aperçu que vous trouverez dans le prochain numéro du *Bulletin de l'Académie.* Je vous engage à recuellir les principaux faits qui peuvent s'ajouter aux vôtres et à en former un travail dont le mérite vous appartiendra.

Votre affectionné,

Bⁿ H. LARREY, DE L'INSTITUT.

ACADÉMIE DE MÉDECINE

6 janvier 1885.

La brochure que j'ai l'honneur de présenter à l'Académie, de la part de M. le Dʳ Lanoaille de Lachèse, est une étude intitulée : *Tarassis.* L'auteur appelle ainsi une névrose observée chez l'homme, offrant de l'analogie avec des convulsions épileptiformes et même hystériques.

Il rapporte d'abord deux observations avec les détails, comparables, en effet, aux troubles physiques et moraux de l'hystérie, mot impropre et rejeté autrefois pour le sexe masculin, mais admissible et admis aujourd'hui.

Le mot de *tarassis*, nouveau dans son application, ne serait pas assez significatif s'il ne faisait préjuger la nature de l'affection, bien reconnue désormais, comme étant l'hystérie chez l'homme.

M. Lanoaille de Lachèse croit même à la fréquence de cette névrose dans l'armée, parmi de jeunes soldats suspectés d'abord de simulation, et qui, soumis ensuite à un examen clinique, sont reconnus atteints d'accidents hystériques. Disons toutefois que ces intéressantes recherches mériteraient plus de développements.

Bⁿ H. LARREY.

A Messieurs les directeurs de la Revue de Médecine.

Paris, le 24 juin 1886.

Messieurs,

Dans son dernier numéro, la *Revue de Médecine* contient un travail intitulé : *L'hystérie dans l'armée*, où l'auteur écrit : « *On avouera que jusqu'à ce jour* les médecins militaires étaient mal éclairés sur ce sujet » ; et encore : « L'hystérie occupe dans la nosologie générale de l'armée une place importante, *qui n'a pas été soupçonnée jusqu'à ce jour*. » Cependant, une étude parue dès 1884 dans la *Gazette des hôpitaux* précise entre autres choses que « le tarassis (par là j'entends la grande névrose) est fréquent dans le sexe masculin..., que bien des médecins militaires ont occasion de le constater sur leurs recrues de chaque année..., et que la forme non convulsive du mal, forme éminemment insidieuse, existe dans l'armée avec plus de fréquence peut-être que la modalité convulsive ». Tirée en brochure une première fois chez Georges Chamerot, cette étude fut présentée à l'Académie de médecine par M. le baron Larrey le 6 janvier 1885. Il en a été de même pour une édition récente, plus complète que la première, publiée au commencement de 1886 par la maison J.-B. Baillière, sous le titre de : *Tarassis, troubles de l'âme et du corps chez l'homme dans les temps modernes et dans l'histoire.* En la déposant sur le bureau de l'Académie, le 2 mars, M. Larrey s'est fort obligeamment exprimé en ces termes :

« J'ai déjà eu l'occasion de présenter à l'Académie, de la part de M. le docteur Lanoaille de Lachèse, une brochure sommaire sur une névrose déjà observée chez l'homme par divers médecins et par lui, notamment chez des militaires atteints d'accidents épileptiformes ou même hystériques bien caractérisés. J'ai engagé l'auteur à compléter ses recherches sur ce trouble ou ce désordre de l'innervation appelé *Tarassis*, pour ne plus dire, à contresens : *Hystérie chez l'homme*. Il a bien voulu tenir compte de mon avis, en recueillant de nouveaux faits ; il les a soumis à l'examen de notre éminent collègue, M. le professeur Charcot, dont la garantie est acquise désormais aux récentes observations de M. Lanoaille de Lachèse ».

Mon travail a donc reçu quelque publicité. Aussi ai-je l'honneur, Messieurs, de vous demander une rectification de priorité, avec la persuasion que votre courtoisie (1) ne me la refusera pas.

Veuillez agréer l'expression de mes sentiments confraternels les plus distingués.

E. L. DE L.

(I) Deux mois de méditation permirent à la *Revue* de produire la note que voici :

« Correspondance. »

« Nous avons reçu, de M. Lanoaille de Lachèse, une lettre dans laquelle il nous prie de signaler, à propos du *remarquable* travail de M. le D' ... sur l'Hystérie dans l'armée, paru dans notre avant-dernier numéro, qu'il a déjà attiré l'attention des médecins sur le même sujet dans sa brochure intitulée : **Tarassis, troubles de l'âme et du corps chez l'homme dans les temps modernes et dans l'histoire.** *Nous croyons devoir* satisfaire au désir de l'auteur, *d'autant plus que* (2) le titre sus-énoncé de la brochure ne fait guère soupçonner qu'il y est question de l'hystérie dans l'armée » (3).

(2) ?

(3) *La Revue* n'a probablement pas reçu encore deux exemplaires de la brochure en question qui lui furent adressés dès l'apparition de *Tarassis*.

AVANT-PROPOS DE LA SECONDE ÉDITION.

Deux seules observations médicales servaient de base à ma première publication sur le *Tarassis*. Depuis lors, deux autres ont vu le jour dans la *Gazette des Hôpitaux*. Toutes quatre sont reproduites ici. Une cinquième, encore inédite, les accompagne. Leur ensemble forme le corps de mon travail actuel. Brièvement exposées dans l'ordre chronologique, elles omettent de nombreux détails dont le développement superflu, ou la répétition monotone, rebuterait le lecteur, à qui je n'ai point fait dessein de présenter une description didactique de la névrose. Montrer, par divers signes caractéristiques indéniables, que bien des hommes pâtissent du *Tarassis* méconnu, et que sa méconnaissance conduit à d'étranges incorrections diagnostiques, tel est le but unique et précis que je désire atteindre.

TARASSIS

TROUBLES DE L'AME ET DU CORPS

CHEZ L'HOMME

DANS LES TEMPS MODERNES ET DANS L'HISTOIRE

1

A..., né le 13 octobre 1862. Cultivateur.

Antécédents de famille. — Père, âgé de soixante-deux ans; asthmatique et goutteux; tremble. Mère, cinquante-huit ans; migraines et névralgies. Sœur aînée, trente-deux ans; varices; morte en juillet dernier. Frère de vingt-sept ans; exempté du service militaire pour une affection du genou. Frère de dix-huit ans; resté petit et fluet; atteint de migraine; a été choréique vers l'âge de quinze ans, et fut alors soigné à l'hôpital Saint-Louis. Sœur de seize ans; bien portante.

Antécédents personnels. — Prétend n'avoir jamais été fort. A eu la migraine ainsi que des vomissements depuis son enfance. Fluxion de poitrine (?) sans gravité en 1882. Fièvre typhoïde soignée à l'hôpital militaire du Gros-Caillou, du 29 janvier au 2 mars 1884. La migraine a disparu dès lors, ne laissant derrière elle que quelques céphalées frontales venant dans la soirée, et une hyperesthésie occipitale qu'exaspère le toucher des cheveux.

État actuel. — Entré à l'infirmerie le 20 mai, quinze jours après son retour d'un congé accordé pour la convalescence de sa fièvre typhoïde, A... n'a guère fait aucun service depuis son incorporation.

Taille, 1ᵐ, 70. Tour de poitrine mesuré à 3 centimètres au-dessous des mamelons, 0ᵐ, 89. Cheveux et sourcils châtain foncé. Teint pâle. Maintien plein de lassitude.

Anorexie presque complète. Langue nette. Sensation d'empâtement dans la bouche. Tous les aliments ont un goût amer; ils ne s'égarent pas entre les joues et les mâchoires; leur déglutition est facile. Les vomissements ont cessé; il s'en produit toutefois après l'ingestion de l'opium. Pas de constipation.

Aphonie persistante depuis la fièvre typhoïde. Toux rauque, se manifestant à intervalles éloignés par une ou deux saccades. L'examen laryngoscopique est accepté sans action réflexe notable. Rien d'anormal à l'auscultation pulmonaire.

Point d'odorat. Vision correcte; pas de mydriase. Ouïe diminuée à droite et presque entièrement abolie à gauche, sans lésion matérielle.

Le cathétérisme de la trompe d'Eustache provoque un phénomène synesthésique le long du bord interne du sterno-mastoïdien correspondant.

A... éprouve dans les membres, tantôt sur un point, tantôt sur un autre, des sensations variées. Il n'en sait trop préciser le caractère.

La compression des premières apophyses épineuses dorsales, à l'aide de la pulpe des doigts, excite une douleur locale très vive, dont la propagation envahit le côté gauche jusqu'à l'aine. Certains mouvements du malade ont le même résultat; toutefois on n'observe point de rachialgie spontanée, à proprement parler. On ne découvre pas non plus de senti-

ment particulier dans les muscles des gouttières vertébrales.
Par la compression de l'épigastre apparaît au pourtour de
l'ombilic une sensation extrêmement pénible, qui gagne vite
toute la moitié gauche de la poitrine. La pression digitale
des fausses côtes gauches est aussi fort importune, de même
que celle de la fosse iliaque, où fréquemment éclate en outre
tout à coup une hyperesthésie subjective violente, que le
moindre contact exaspère encore. Au toucher, le testicule
correspondant accuse une sensibilité exagérée.

Rien de pareil ne se voit à droite ; la capacité sensitive
de la glande séminale y paraît même émoussée.

Avec une faible diminution, les impressions du tact sont
conservées dans tous les points du corps. Pour délicat que
soit un attouchement, il ne saurait échapper au sujet, qui,
les yeux couverts d'un bandeau, reconnaît la présence des
objets de petite dimension, d'une tête d'épingle, que l'on
présente à la pulpe de ses doigts. Il perçoit nettement les
différences de température.

Cependant la plus grande partie de la surface cutanée est
rebelle à la douleur. Il y a analgésie complète presque partout à droite. A gauche, on constate que divers espaces sont
demeurés sensibles ; il en est même d'hyperesthésiés. En
dehors de ces régions spéciales, on pince et l'on pique impu-
nément la figure, le tronc, les quatre membres. Le malade
se dit simplement touché quand une épingle traverse en séton
la peau des bras, des avant-bras, des cuisses, des jambes.
Après le retrait de l'épingle, il ne s'écoule de sang qu'en des
occasions tout à fait exceptionnelles, où un vaisseau de
quelque importance a pu se trouver fortuitement intéressé.

Par la piqûre des lèvres, de la langue, de la muqueuse
buccale, on ne détermine aucune gêne. Il y a perception de
contact, et rien de plus.

Les espaces suivants ont conservé leur sensibilité :

Les deux conjonctives ; une bande très limitée au pourtour
de l'ouverture extérieure des fosses nasales ; la face gauche

de la cloison ; la région lombaire, surtout à gauche ; la fesse gauche ; le tégument de la paroi abdominale antérieure gauche ; la moitié gauche des bourses ; la paume des mains, surtout à gauche ; la plante du pied gauche, en remontant jusqu'à la malléole interne.

Il existe une asthénie musculaire générale très prononcée. Le malade ne marche qu'avec difficulté, lentement. En tirant sur les deux extrémités d'un petit dynamomètre à crochet, à l'aide des médius, il déplace à grand'peine l'aiguille de 7 k., 500. Il arrive à 10 kilogr..., s'il agit d'une seule main, tandis que l'instrument est retenu par un aide à son bout opposé. De la main droite, il apprécie le poids et la résistance des objets moins nettement que de la main gauche. Il lui arrive de laisser échapper ce qu'il croit bien tenir ; ainsi, quand il coud, son aiguille reste souvent prise dans le tissu à l'instant qu'il pense l'en retirer.

Les mains tremblent dans l'extension.

Anaphrodisie. Organes sexuels d'aspect normal.

Le pouls flotte au voisinage de quarante-six pulsations à la minute. Quelquefois il monte jusqu'à cinquante-huit.

Mouvements de déglutition fréquemment répétés.

Pas d'ataxie locomotrice. Tous les actes physiques soumis à la volonté sont exécutés avec précision, les yeux fermés. Sentiment non équivoque de la position effective occupée par les membres dans le lit. Réflexe du genou normal.

Pas de trémulation épileptoïde du membre inférieur. Pas de contracture. Point de spasme de la glotte.

Les muscles réagissent à la faradisation. Un courant faible, perçu au bras gauche, contracte les muscles des deux membres supérieurs sans éveiller de sensation à droite. Plus fort, le courant est senti à droite, pendant qu'il devient douloureux à gauche, où l'on remaque un peu d'hyperesthésie.

Diverses pièces métalliques apposées successivement des deux côtés du larynx n'exercent aucune influence sur la voix, qui ne change point davantage ni dans le cours ni au terme d'un sommeil suggéré. Même insuccès avec l'aimant, comme aussi avec l'électricité. De l'or placé au côté droit du corps, en une région insensible et symétrique d'un espace qui a conservé sa sensibilité à gauche, redonne le sentiment au lieu d'application : ce phénomène survient en quinze secondes au plus, et s'évanouit avec tout autant de rapidité. On ne peut dire qu'il y ait là transfert complet et véritable, car, outre que la sensibilité provoquée n'atteint jamais la perfection de celle de gauche, celle-ci n'est en rien diminuée. Quand on choisit le côté droit du scrotum pour point d'apposition, le crémaster s'anime tout aussitôt d'un mouvement vermiculaire qui dure une demi-minute environ. Si l'on retire le métal dix à quinze secondes après le début de cet acte réflexe, on observe l'apparition très nette de la sensibilité, tandis qu'elle s'est dissipée déjà au moment où le spasme local cesse d'évoluer.

La plupart des troubles morbides décrits ci-dessus existent en permanence. Mais fréquemment surgissent soudain des symptômes divers, à manifestations essentiellement temporaires et variables ; c'est ainsi qu'arrivent des périodes de bâillements presque continuels ; parfois encore se montre une soif inextinguible, au cours de laquelle l'urine recueillie, claire, sans trace de sucre, atteint jusqu'au poids de 5 et de 6 kilog. en vingt-quatre heures (6 k., 013, du 18 au 19 juin).

A la visite du 12 juin, A... est en proie à des palpitations tumultueuses ; elles durent depuis la veille : l'oreille reconnaît au premier temps un souffle intense vers la pointe, et trouve à la base un bruit de cuir neuf retentissant. Tout rentre dans l'ordre en quelques minutes, comme par influence suggestive, à la suite d'une simple application de teinture d'iode sur la moitié antérieure gauche de la poitrine.

Les palpitations reviennent plusieurs fois les jours suivants; mais elles ne persistent guère au delà d'un quart d'heure, bien que chaque crise nouvelle s'éteigne en dehors de toute intervention thérapéutique. L'état de calme permet de saisir au cœur un souffle doux et léger, que l'on entend aussi dans les vaisseaux du cou.

Le 19 juin, jour où l'émission de l'urine monte à 6 k., 013, il y a du ballonnement abdominal, accompagné d'hyperesthésie : déchirante surtout à gauche, la douleur torture la superficie cutanée comme le sein des masses profondes. Tout esprit non prévenu évoquerait ici une pensée de péritonite. Nouveau recours à la teinture d'iode, dont l'emploi coïncida naguère si parfaitement avec le terme rapide d'une agitation cardiaque désordonnée, et bientôt les émotions pathologiques actuelles se calment à leur tour, quoique avec un peu moins de promptitude qu'il n'était arrivé précédemment.

A... ne rattache son affection à nulle cause occasionnelle déterminée. Point de grande frayeur ne se retrouve dans son passé. Traité toujours avec douceur par ses parents, jamais il ne ressentit aucun chagrin sérieux. De caractère enjoué, sa triste situation ne le préoccupe pas outre mesure; il se montre d'ailleurs pleinement rassuré depuis que, pour lui en imposer la confiance, j'ai nettement affirmé sa guérison à venir. La curiosité qu'inspire son état est loin de lui déplaire ; si on le laissait aller, il serait volontiers prolixe pour expliquer ses sensations ou pour parler de sa famille, bien que son aphonie permanente lui impose les plus grands efforts. Cependant il ne sait préciser l'époque où disparut la sensibilité à la douleur, car il n'avait fait aucune remarque à ce sujet avant mon examen : pour tout éclaircissement, il rapporte qu'ayant eu occasion de dépecer un mouton, à la moisson de 1883, il vit le sang couler encore de ses mains après qu'il les eut lavées, et fut alors surpris de constater à la région dorsale de la main gauche l'existence d'une entaille profonde dont il n'avait pas éprouvé de souffrance. Comme vestige du traumatisme, il montre une barre cutanée de tissu inodulaire très apparente en travers du deuxième métacarpien. D'un autre côté, à la face plantaire droite où l'insensibilité présente est quasi complète, du talon aux orteils court une cicatrice rectiligne consécutive à une coupure qu'il se fit, il y a trois ou quatre années, en mettant le pied sur une faux; l'accident fut des plus douloureux.

Suivant toute vraisemblance, c'est entre ces deux événements que dut survenir l'anesthésie générale. Succéda-t-elle à une crise convulsive? La chose est difficile à dire, malgré sa probabilité. A... n'a gardé le souvenir d'aucun incident de ce genre, mais il indique le fait significatif que ses parents lui demandèrent un jour pour quel motif il venait de se raidir violemment sur son lit avant de se lever. Comme il n'avait déjà plus conscience de ce qui s'était passé, il ne sut que répondre.

A..., qui appartient à la seconde portion du contingent, a été renvoyé avec sa classe le 25 septembre 1884.

II

B..., né le 7 février 1860; cultivateur.

Antécédents de famille. — Père âgé de soixante-cinq ans, atteint de douleurs fugitives dans les membres inférieurs : c'est un alcoolique inconscient; il ne s'enivre jamais et se croit sobre, mais sous un prétexte ou sous un autre, pour se désaltérer comme pour se « soutenir » dans son travail, à chaque instant il boit plein un verre de vin. Mère morte en 1883, à la suite d'une attaque d'épilepsie (1). Frère aîné (trente ans), de bonne santé : a fait son service militaire comme engagé conditionnel. Sœur morte de méningite (1) à deux ans, en

(1) Renseignement confirmé par le médecin de la famille.

1858. Frère puîné mort à dix-sept ans d'une affection incertaine, qui avait déterminé l'œdème des membres inférieurs.

Le père et la mère étaient cousins germains.

Antécédents personnels. — A eu des furoncles durant plusieurs années, ainsi que des dartres (?) à la figure et au cou. Pertes de sang par l'anus, venant à une ou deux reprises tous les mois, pendant trois ans, avec une durée de deux ou trois jours chaque fois. Il attribue à un vomitif leur disparition qui eut lieu en janvier 1884, époque à laquelle il fait remonter l'origine de ses souffrances actuelles, tandis que, en réalité, il ne semble y avoir eu là qu'une métamorphose aggravante de sa maladie. Pas trace d'hémorroïdes. Dès longtemps avant son incorporation, il vomissait fréquemment, soit au lever, soit après les repas : ces accidents ont continué à se produire pendant les deux premières années de son service militaire, sans qu'il en fût sérieusement incommodé. C'est pour combattre une bronchite qu'il prit son vomitif en janvier dernier.

État actuel. — Taille élevée (1ᵐ, 72); apparence physique vigoureuse (0ᵐ, 95 de tour de poitrine); fortement musclé; cheveux et sourcils blonds; teint pâle; attitude taciturne et somnolente; peu communicatif avec ses camarades; physionomie attristée par les doutes qu'on lui témoigne sur la réalité de ses souffrances; varices de faible volume, étendues à une grande partie du membre inférieur droit; zone de fines arborisations vasculaires de la peau à la base de la face thoracique antérieure, sans qu'il y ait rien d'appréciable du côté du foie.

Entré à l'infirmerie le 26 mai 1884, après avoir été exempté de service au jour le jour durant plusieurs semaines.

Langue grisâtre; sensation d'empâtement buccal; peu d'appétit; pas de constipation; point d'helminthes.

Température voisine de la normale, qu'elle semble parfois tendre à dépasser de deux ou trois dixièmes de degré (37°,4 à 37°,6).

Cent à cent quatre pulsations chaque matin, sauf dans des époques de rémission où le pouls se ralentit jusqu'à ne plus battre que 84 fois à la minute (à un seul moment il a été vu à 75 durant quatre ou cinq jours) ; palpitations à la moindre émotion, comme au plus petit effort ; étourdissements fréquents, qui l'obligent à s'asseoir ; ces étourdissements surviennent tantôt sans cause précise, tantôt quand il quitte la position horizontale pour se mettre sur son séant. Jamais de perte de connaissance ; rien de notable au cœur, si ce n'est peut-être vers la base un bruit très doux au premier temps ; léger souffle dans les vaisseaux du cou.

Périodes de bâillements presque continuels ; démangeaisons et fourmillements tantôt ici, tantôt ailleurs ; picotements en coups d'aiguilles à la poitrine ; dans les membres, perceptions subjectives mal définies, qu'il compare à des bouillonnements ; céphalée à siège variable, au sommet, aux tempes (sensation d'étau), se montrant durant la veille et disparaissant pendant le sommeil ; le sommeil ne se prolonge guère au delà de trois à quatre heures chaque nuit ; il survient sans secousse et donne lieu à des rêves bruyants et parlés ; bouffées de chaleur ; transpirations ; fréquentes impressions de froid aux membres inférieurs que le toucher ne reconnaît pas toujours ; frissons erratiques, surtout au commencement de la miction, qui débute par un certain nombre de saccades, avec retentissement douloureux vers les reins ; quelques épreintes pendant la défécation ; rachialgie spontanée ; douleurs en ceinture ; douleur très pénible à l'épigastre ; au pourtour des omoplates, sensation vive qu'exaspère le décubitus dorsal ; l'élévation des bras détermine de la gêne sur les fausses côtes ; courbature générale pendant la marche, principalement aux genoux. Nulle part il n'y a d'hyperesthésie cutanée évidente, tandis que la compression des masses profondes (organes de l'abdomen et muscles) est fatigante dans tous les points du corps : le sujet fuit sous la pulpe du doigt ; son visage contracté exprime la souffrance.

Le mal prend un caractère particulièrement intolérable lorsqu'on explore les premières apophyses épineuses dorsales, les muscles contenus dans les gouttières vertébrales, les fausses côtes et l'épigastre : épigastralgie, pleuralgie, rachialgie, c'est le « trépied hystérique » de Briquet. La compression est accablante aussi quand elle porte sur les flancs, surtout à droite : un sentiment profond d'angoisse se peint alors sur la physionomie. Partout la faradisation musculaire est activement perçue.

Aucune remarque particulière n'est à noter touchant les sens spéciaux : la vue, l'ouïe, l'odorat, le goût, fonctionnent bien. La sensibilité tactile paraît normale ; il en est de même de la sensibilité aux diverses températures. La faculté d'éprouver la douleur semble légèrement émoussée à la peau dorsale des avant-bras, des poignets et des doigts, surtout à gauche. Par places très limitées, on parvient à enfoncer une épingle sans provoquer d'autre impression que celle d'un contact simple ; mais l'épingle ne ressort guère jamais (de dedans en dehors, en séton), sans se faire vivement sentir. Il arrive que quelques rares piqûres ne donnent pas de sang.

Les organes génitaux ont une conformation régulière, et le pénis ne présente pas manifestement les dispositions décrites par Tardieu comme conséquence caractéristique de l'onanisme invétéré, que le sujet a pratiqué toutefois avec activité. La compression testiculaire ne détermine aucune sensation digne de remarque.

Il existe une amyosthénie générale. La traction simultanée des deux mains sur les extrémités du dynamomètre à crochet, suivant le procédé indiqué dans l'observation précédente, ne déplace l'aiguille que de 10 kilogrammes. Cependant B... tirerait davantage sans la douleur que l'effort provoque dans ses épaules. Les mains étendues vacillent comme dans l'alcoolisme chronique. Parfois la tête s'agite légèrement, un peu à la manière du tremblement sénile ; ce mouvement s'accentue lorsqu'on fixe le regard du sujet sur un point déterminé, comme il arrive dans l'examen ophtal-moscopique, par exemple.

Il n'y a point de trémulation labiale. La parole est nette. Le réflexe du genou est intact. Aucun réflexe exagéré, aucune sensation anomale ne se produit à l'application de l'éponge humide sur les divers points du corps.

Le passage des boissons chaudes, et des boissons froides surtout, est douloureux à l'œsophage, avec répercussion dans le dos ; leur arrivée à l'estomac éveille une sensation pénible. B... cherche à boire tiède. Par périodes, son altération est grande : on a pu recueillir alors 3 k.,335 d'urine en vingt-quatre heures.

B... est intelligent. Il a occupé au régiment divers em-plois qui dénotent des aptitudes militaires spéciales. Mais son caractère présente actuellement une certaine tendance hypocondriaque. Préoccupé de l'état de sa santé, chose du reste fort naturelle, il fait appel aux panacées du jour. Cette situation d'esprit n'est pas de date très ancienne. Peu impres-sionnable dans son enfance, il ne pleurait guère alors, tandis qu'un changement considérable, incompréhensible pour sa mère, dit-il, s'est produit en sens contraire chez l'adolescent, « dès qu'il s'est pu connaître ». Toujours est il que mon malade se prend subitement à sangloter lorsque je lui de-mande comment il est traité par les siens au foyer paternel. Pressé de questions, il me confie ses chagrins et ses douleurs morales en phrases entrecoupées : il lui faut subir chez lui les mauvais procédés de son frère aîné, dont il ne reçut jamais que des semonces et des coups après avoir peiné à la tâche du matin au soir comme un mercenaire. Les autres membres de sa famille ont toujours été bons pour lui. Il songe cons-tamment à son frère mort, à sa mère, qu'il revoit en rêve chaque nuit travaillant l'un et l'autre à ses côtés dans les champs. Son émotion redouble à cette pensée.

Sans prétendre établir là aucune relation évidente de cause

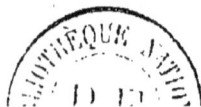

LANOAILLE DE LACHÈSE,   2

à effet, il ne semble pas inutile de noter qu'une sorte de détente s'est produite à la suite des confidences intimes que je viens de rapporter et de l'intérêt sympathique témoigné au malade en cette occasion. Dès le lendemain, on constate un mieux très appréciable : le sujet devient plus expansif envers son entourage; la soif diminue, et la quantité d'urine rendue baisse parallèlement (2 k., 805 au lieu de 3 k., 335); l'appétit se relève; la compression est moins douloureuse, sauf dans la fosse iliaque droite, où elle garde toute son acuité; le pouls est à 84. Avec la promesse d'une permission, qu'il ira passer chez un oncle dont il est choyé, l'amélioration continue à s'accentuer pendant près d'une semaine; le pouls descend à 75; mais, deux jours avant le départ, des troubles variés se manifestent de nouveau.

Afin de préciser en toute netteté la nature exacte du passé morbide de B..., je me suis adressé au médecin de sa famille, qui a bien voulu répondre à mes questions diverses dans une lettre officieusement explicative d'où je détache le passage suivant :

« Avant son incorporation au régiment, il a été pendant près de deux ans dans le même état qu'aujourd'hui. Comme son affection ne le faisait presque pas maigrir, sa famille croyait que la paresse était sa seule maladie et le malmenait en le contraignant à un travail au delà de ses forces. Je suis intervenu bien souvent en sa faveur, mais je n'ai pas été toujours écouté. Quant à ses hémorragies intestinales qui se répétaient à des périodes plus ou moins éloignées, j'ai toujours cru qu'elles tenaient à des hémorroïdes internes ».

Sa permission expirée, B... revient le 30 juillet en présentant une certaine amélioration dans l'ensemble de son état. Il a suivi chez lui un traitement par les vésicatoires volants camphrés et morphinés, et par le bromure de potassium.

Mon malade est repris à l'infirmerie, où le mieux se des-

sine de jour en jour sans aucune aide thérapeutique : le pouls
baisse peu à peu; les troubles hyperesthésiques s'émoussent
graduellement. Aussi, comme les exigences du service militaire sont modérées en ce moment de l'année (septembre), je
ne tarde pas à prononcer la sortie de B..., dont la situation
morale va trouver à sa compagnie le secours d'une existence
moins monotone que celle de l'infirmerie. Son organisme y
poursuit aujourd'hui l'évolution vers la santé dans laquelle il
s'est engagé pour une période ou longue ou éphémère, qu'on
ne saurait en rien déterminer encore.

III

Par leur physionomie générale, les deux observations qui
précèdent ne paraissent offrir aucun rapport entre elles. Trou-
vent-elles un lien commun dans leur essence et de quoi s'agit-
il, en réalité, pour chacune d'elles?

A cette double question, la réponse ne serait point douteuse si mes deux malades étaient des femmes.

« Jusqu'à présent, on a peu vu l'hystérie chez l'homme,
parce qu'on n'a pas voulu l'y voir », disait Briquet en 1859 (1).
Depuis lors, on ne l'y a guère vue davantage, semble-t-il. Un
auteur, non sans réputation, a même nié son existence d'une
façon absolue. Suivant M. Bouchut (2), en effet, « l'homme
éprouve quelquefois des attaques convulsives semblables à
celles de l'hystérie, avec la sensation de boule au cou, mais
cela est rare, et ces convulsions ne sont pas autre chose que
l'épilepsie modifiée »; aphorisme qui laisse après soi un
vague léger sur ce que l'on doit entendre au juste par « épilepsie modifiée ».

(1) BRIQUET, *Traité Clinique et thérapeutique de l'hystérie*. —
Paris, J.-B. Baillière.
(2) *Dictionnaire de médecine et de thérapeutique*, par Bouchut et
Després. — Paris, 1883, Germer Baillière.

La vérité est que tout ici se réduit à une question de mot. En raison du mot, il a été impossible, durant de longs siècles, de saisir dans l'hystérie autre chose qu'une souffrance de l'utérus. Cette erreur, enfin reconnue pour ce qui concerne particulièrement l'organe féminin de la génération, s'impose maintenant encore pour le sexe.

Telle est l'influence des mots sur les idées qu'un homme qui connaît plusieurs dialectes n'élabore vraiment avec fruit ses pensers intérieurs que dans sa langue maternelle, dans la langue qu'il possède le mieux. Mais il est en situation d'observer que des nuances multiples de ressouvenir, familières à un idiome où elles trouvent leur traduction précise, sont à peu près inconnues dans un autre, qui n'a pas de signe tangible pour les exprimer. Que d'embarras on éprouvera donc à dégager de ses voiles une abstraction en tous lieux innomée. Sans un effort laborieux de l'entendement, comment jamais songer à l'existence de l'hystérie masculine? Le terme d'hystérie, insuffisant et mauvais déjà pour la femme, prend une physionomie étrange quand on s'avise de l'appliquer à l'homme. D'instinct, on le repousse à l'occasion, trouvant alors beaucoup plus simple et beaucoup plus naturel de voir par manière de métaphore, avec M. Bouchut, une « épilepsie modifiée », que d'envisager franchement, avec Briquet, une hystérie sans épithète; c'est-à-dire que, à défaut d'un mot convenable pour exprimer sa pensée, on se leurre l'esprit à l'aide d'un assemblage de mots tout dépourvu de signification.

Oui, sans conteste, il est une entité morbide commune aux deux sexes, qui n'a pas su rencontrer son nom. Plus souvent observée sur la femme que sur l'homme, elle se manifeste par des troubles fonctionnels de l'âme et du corps, variés à l'infini suivant les individus qui en sont affligés. Le mot de *Tarassis* mis en tête de mon écrit ne prétend à autre chose qu'à rappeler cet ensemble indéfinissable de désordres physiques et moraux. Je suis loin de le croire à l'abri de toute critique. On

peut ainsi lui adresser le reproche très sérieux d'avoir été
précédemment employé pour désigner une affection locale
sans rapport d'aucune sorte avec la névrose protéiforme dont
il s'agit ici. Mais, outre qu'il est aujourd'hui à peu près oublié
dans son acception ancienne, je le présente sous une orthographe française un peu différente de celle qu'il possédait en
oculistique, orthographe qui lui garde comme avantage secon-
daire la douceur primordiale de sa prononciation antique. Il
a surtout en sa faveur de ne pas préjuger grand'chose ; qualité
négative qui même deviendrait vite un inconvénient si par
son influence l'observateur, après avoir si longtemps refusé
de discerner l'hystérie chez l'homme, allait, dans un excès
contraire, se laisser entraîner désormais à découvrir partout,
au moindre symptôme, des malheureux convaincus de tarassis
parfaitement caractérisé.

Que l'on adopte cette dénomination ou qu'on en choisisse
une autre, l'essentiel est de se persuader que l'affection est
commune chez l'homme, où l'on doit la rechercher avec assurance, aussi bien que chez la femme. De toute nécessité, un
jour il en sera de l'hystérie comme il en a été précédemment
de la presbytie, par exemple : de par son nom, la presbytie
constituait naguère un apanage incontesté de la vieillesse ; on
n'hésite plus à mettre des verres convexes devant les yeux de
tout jeunes enfants depuis que cette infirmité de l'âge est
devenue simple condition particulière de l'hypermétropie.

Quoi qu'il en soit, le tarassis est fréquent dans le sexe masculin ; bien des médecins militaires ont occasion de le constater sur leurs recrues de chaque année ; au préjugé seul on
doit de ne le découvrir presque jamais, ni dans les cas indé-
cis, ni dans ses manifestations les plus évidentes. Que de fois,
après avoir cru d'abord à la simulation, n'envoie-t-on pas à
l'hôpital un malade agité « d'accidents nerveux hystériformes ».
Dès l'entrée en son nouveau milieu, le pauvre névropathe est
derechef examiné avec une certaine curiosité défiante ; puis,
quelque temps écoulé, et comme par lassitude, il devient

l'objet d'un envoi en convalescence ; à l'expiration du congé,
il rentre au corps le plus ordinairement sans que se soit produite aucune modification sérieuse dans la marche de sa
névrose, et, si tant est que sur ces entrefaites l'heure de la
libération ne l'ait pas surpris en route, on prend enfin la
détermination de le proposer pour la réforme, en raison de
ses crises épileptoïdes maintes fois constatées. Crises d'allure
bizarre, dont les manifestations extraordinaires soulèvent,
touchant leur nature positive, des doutes légitimes que tout
praticien doit avoir souci de faire disparaître à l'avenir.

Souvent, à vrai dire, le motif de la réforme se présente sous
un autre aspect : c'est alors communément le rhumatisme
musculaire chronique qui entre en scène.

Il importe en effet de savoir que la forme non convulsive
du mal, forme éminemment insidieuse, existe dans l'armée
avec plus de fréquence peut-être que la modalité convulsive.
Car le Conseil de revision exempte du service militaire, après
enquête, comme frappés d'épilepsie confirmée par la notoriété
publique, la plupart des conscrits en puissance de tarassis
convulsif ; tandis que, dans le cas contraire, les membres de
cette assemblée, se trouvant sans donnée précise pour asseoir
leur jugement, prononcent presque toujours l'admission des
jeunes gens dont les troubles intérieurs ont conservé jusque-
là une attitude silencieuse pour le vulgaire.

IV

Le contingent de 1884 m'a fourni mon lot de tarassiques :
ils ne se présentent pas tous avec un égal degré d'évidence,
cela va sans dire ; chacun d'eux a son cachet particulier,
mais pas un ne laisserait place au moindre doute s'ils rele-
vaient directement du sexe féminin. Toutefois, dans un sujet
comme celui-ci, où de nombreuses convictions flottent encore
incertaines, l'essentiel est de produire des faits indiscutables

pour entraîner la persuasion. A ce point de vue, l'un de mes malades présente un intérêt particulier. C'est son histoire que je vais conter, en la résumant aussi compendieusement qu'il me sera possible de le faire sans être obscur ou incomplet.

C..., naquit le 1er avril 1863, dans un petit bourg de l'Aube; il exerçait naguère la profession de bonnetier.

Le seul antécédent de famille important à noter se retrouve chez le père, qui fut alcoolique et grand fumeur. Cet homme a succombé à une angine de poitrine.

Quant aux antécédents personnels, C... a une conduite régulière, il est sobre; aux premiers temps de son enfance, il eut des convulsions; des défaillances subites se sont produites à diverses reprises pendant l'adolescence; il commença à souffrir dans le dos dès l'âge de dix ans, lorsqu'il se courbait pour écrire; la lecture lui donnait aussi des céphalées frontales; depuis cinq années, il a été traité pour un mal de Pott à l'aide de vésicatoires et de cautérisations ignées, dont on retrouve les empreintes au long de la colonne vertébrale; en 1884, il eut à souffrir d'un zona, qui a laissé sa trace sur le côté gauche de l'abdomen.

État actuel; côté physique. — Taille, 1m,60; périmètre thoracique, 0m,81; bonne musculature; teint pâle.

A la moindre pression, les premières apophyses épineuses dorsales, dont aucune ne forme de proéminence appréciable sur ses voisines, accusent une sensibilité excessive avec retentissement modéré vers l'épigastre. Sous l'influence de là douleur ainsi provoquée, la colonne vertébrale ondule et fléchit en arrière avec tout autant de souplesse qu'elle en montre dans la névralgie spinale. Le mal de Pott, même au début, est loin de permettre une aussi grande mobilité et un tel luxe de mouvements. Nulle douleur en ceinture ne fut remarquée par le malade à aucune époque.

La moitié gauche des téguments est insensible à la douleur. Conformément à une règle très générale, quoique capable de surprendre tout d'abord, le sujet ne soupçonnait pas ce fait avant l'examen médical. A la face, à la langue, au cou, au thorax, à l'abdomen, au membre supérieur, au membre inférieur, une épingle profondément enfoncée dans la peau ou dans la muqueuse détermine une sensation de contact sans produire de souffrance. Cependant elle se fait vivement sentir au niveau de la région sacro-lombaire, particularité que j'ai notée à divers degrés d'évidence dans nombre d'observations similaires.

Partout persiste le tact; mais il se montre émoussé partout. A gauche, le sentiment musculaire est engourdi, et la main laisse parfois échapper les objets, quand l'attention se porte ailleurs. Les différences de température sont moins exactement appréciées du côté gauche que du côté droit. Des constatations analogues se retrouvent dans le chatouillement et dans le passage des courants électriques faibles. Si les courants augmentent d'intensité, au contraire, la douleur profonde qu'ils déterminent vers les masses musculaires se supporte encore à droite alors qu'elle devient intolérable à gauche. Il y a là une hyperesthésie sous-cutanée que la compression digitale réveille, elle aussi, en divers points du corps, principalement à l'épigastre, au niveau des fausses côtes, dans le flanc et sur le testicule gauches.

Le membre inférieur gauche, un peu traînant à la marche, trahit la coexistence d'une légère parésie.

Le pouls, régulier, ne descend guère au-dessous de 90 pulsations à la minute. Faible voussure précordiale. Point de bruit anormal dans l'organe central de la circulation.

Transpirations axillaires abondantes.

Des envies de vomir, rarement suivies d'effet ou n'aboutissant qu'à une petite gorgée de liquide, se montrent par périodes, qui alternent avec des époques d'épreintes fécales insuffisamment justifiées.

Des insomnies plus ou moins prolongées tourmentent le malade, qui les attribue à ses douleurs de dos ; elles cèdent à la suggestion, résultat que l'on obtient d'ailleurs avec facilité chez la plupart des tarassiques, après une courte éducation préliminaire : point n'est besoin pour cela d'assister à leur petit coucher ; il suffit de leur donner les instructions nécessaires pendant un sommeil de quelques instants, provoqué à une heure quelconque de la journée.

Au repos hypnotique, le bras gauche s'agite de secousses électroïdes perceptibles à peine.

Le côté droit est sain dans toute son étendue, avec une apparence de léger retard pour les divers modes de sensations.

A gauche comme à droite, on ne constate aucun trouble ni du goût, ni de l'odorat, ni de l'ouïe, tandis qu'il existe une amblyopie binoculaire très accentuée. J'ai présenté le sujet à M. Charcot. Après m'avoir fait l'honneur de confirmer pleinement mon diagnostic, le professeur de la Salpêtrière a prié M. Parinaud de procéder à l'examen du champ visuel, que cet habile praticien a trouvé réduit dans une proportion considérable, avec la particularité, déjà signalée par lui comme caractère presque spécial à l'affection, que le cercle du bleu se trouve beaucoup plus diminué que le cercle du rouge.

Ainsi qu'il arrive souvent dans la phase d'état, l'appétit génital est des plus modérés. Mes recherches sur ce point de physiologie pathologique ont à peu près toujours provoqué des réponses nettement affirmatives dans le sens d'une anaphrodisie plus ou moins accusée. Il n'y a pas à suspecter ici la bonne foi du tarassique, parce que l'amour-propre de l'homme jeune ne le disposa jamais à tirer vanité de son impuissance.

Pour terminer, je note une nouvelle et toute récente poussée de zona au pavillon de l'oreille gauche, douloureux malgré l'hémianesthésie.

État actuel ; côté mental. — La matière commande une grande réserve. On ne saurait trop s'y tenir en garde contre soi-même et se défier de sa propre sagacité. Cependant les auteurs qui procèdent à l'étude attentive du tarassis féminin relèvent tous des bizarreries dans l'attitude morale de leurs clientes. En est-il de même chez l'homme ? Oui, sans doute, et les conditions spéciales où j'observe ont, antérieurement déjà, mis à ma disposition un petit nombre de constatations du même ordre. Mais, sous ce rapport, l'exemple actuel reste à peu près infécond ; tout au plus y découvre-t-on deux ou trois indications vagues, auxquelles il serait puéril de vouloir accorder une signification exagérée.

Le lecteur jugera.

Et d'abord, C... montre toute indifférence pour la gravité du mal dont il se croit atteint. Il dépeint le noir tableau de sa carie vertébrale et de son affaissement prochain avec une étonnante sérénité. Le contraste qui existe entre le sujet de son discours et la façon dont il le traite a quelque chose de plaisant.

En second lieu... Mais c'est ici surtout qu'il faut craindre d'attacher une importance trop grande à la valeur de la remarque.

Voici le fait :

Comme je demandais un jour au malade s'il éprouvait parfois le besoin impérieux d'une excitation génitale solitaire : « Je suis marié », répliqua-t-il aussitôt.

Ainsi, malgré la modération de son appétit viril, C..., après s'être trouvé en état de séduire à son heure, se maria avant d'avoir satisfait au service militaire, afin de régulariser par avance la position à venir d'un enfant aujourd'hui plein de vie. Et c'est sous les dehors de la plus entière insouciance qu'il subit une situation de famille faite pour lui causer des préoccupations sérieuses ; loin de la mettre en relief, avec le dessein de m'apitoyer sur son sort, il ne me l'a révélée qu'incidemment et par hasard.

Tout cela est-il ordinaire ?

Troisièmement enfin, la tendance au mensonge sans motif

apparent, si fréquemment consignée dans la littérature médicale, s'est fait jour au moins une fois pour le cas présent.

Alors, en effet, que je me livrais à la recherche des antécédents héréditaires, le sujet ne mit aucune hésitation à m'affirmer que son père avait toujours vécu comme un modèle de sobriété. Or, le médecin de sa famille m'a montré depuis ce qu'il fallait penser d'une telle assertion. Contraint ainsi de confesser la petite imposture dont il s'était rendu coupable envers moi, C... n'y est arrivé que par des phrases entortillées sous toutes sortes de circonlocutions. Il n'a point le culte de la vérité. Certes, je devais m'en douter, pour avoir lu dans quelque endroit jadis :

> Et je sais même sur ce fait
> Bon nombre d'hommes qui sont femmes.

V

D..., engagé volontaire ; vingt-et-un ans ; sous-officier.

Pas d'antécédent de famille, si ce n'est que le père appartient à la catégorie banale des alcooliques inconscients, dont l'abondance proportionnelle croît à mesure que l'on gravit l'échelle sociale ; bien des maux humains revendiquent cet état antérieur au nombre de leurs causes héréditaires.

Pour antécédents personnels, de fréquentes épistaxis survinrent entre sept et dix-huit ans; leur disparition coïncida avec l'évolution d'une fièvre typhoïde.

Caractère impressionnable; esprit intelligent.

Ni défaillances, ni crises convulsives à aucune époque.

Ses débuts militaires furent satisfaisants. Déjà, depuis six mois il fonctionnait comme fourrier, lorsque, le 25 mai 1884, à la suite d'une émotion pénible, il éprouva des douleurs vives dans la région abdominale droite, avec facies péritonéal alarmant, qui déterminèrent son envoi à l'hôpital, où il reçut ultérieurement un congé de convalescence de deux mois, accordé pour péritonite aiguë et anémie consécutive.

Seconde entrée à l'hôpital le 30 octobre, dans des conditions identiques à celles de la première fois; puis, après trois semaines de soins pour pérityphlite, nouveau congé de deux mois.

Ces incidents morbides répétés ne laissaient pas de me préoccuper. S'agissait-il du tarassis? Je projetai de m'en assurer à l'occasion prochaine, persuadé qu'elle ne se ferait pas attendre longtemps, quand le sujet serait de retour.

En effet, une crise douloureuse, reproduction exacte des précédentes, éclata le 2 avril 1885; elle apparut tant émouvante que le médecin appelé, non instruit de la situation, jugea indispensable l'envoi d'urgence à l'hôpital. Le malade m'échappait dès lors; mais, après quarante-cinq jours de traitement pour typhlite, il consentit à rentrer au corps sans prendre de convalescence, et voici ce que j'ai noté depuis :

De constitution un peu délicate (tour de poitrine $0^m,78$, pour une taille de $1^m,65$), D..., encore affaibli par les circonstances récentes, présente à la surface abdominale, surtout dans sa moitié droite, des traces nombreuses de sangsues, consécutives à des applications multiples. Il a une hémianalgésie droite, et ne dissimule point la surprise que lui en cause la constatation, car, malgré sa vivacité intellectuelle, suivant la règle il vivait inconscient de cette particularité. Maintenant il s'explique pourquoi, dans des moments de distraction, son arme a plusieurs fois glissé de sa main.

La plupart des symptômes présentent beaucoup de mobilité : ainsi, l'on obtient aisément le transfert, qui s'opère même parfois sans cause appréciable; le champ analgésié s'étend ou se resserre; ou bien la vue est nette, ou survient de l'amblyopie monoculaire, avec diplopie et micropsie correspondantes. Ordinairement localisées dans le flanc droit, les douleurs cèdent avec une facilité merveilleuse à une simple friction manuelle, dont le premier contact néanmoins, pour léger qu'il soit, affecte toujours péniblement l'hyperesthésie locale. D'après D..., pareil résultat fut obtenu à diverses reprises par des applications de collodion, pendant qu'il se trouvait en convalescence. Ici et là, est-ce autre chose que de la thérapeuthique suggestive? Des moyens analogues ont également calmé une céphalalgie frontale violente, accompagnée de nausées, d'insomnie et de bouleversement des traits du visage. La température reste normale. Une faible lassitude succède seule aux souffrances aiguës.

Les exercices physiques provoquent une transpiration abondante sur la moitié gauche de la tête et du cou, tandis qu'à droite les régions symétriques s'humectent à peine; le col de la chemise comme l'intérieur de la coiffure témoignent alors du phénomène avec netteté.

Également à gauche, l'odorat fait défaut.

Poussée à un certain degré, la faradisation devient plus douloureuse sur le membre parésié que sur le membre sain.

Voilà donc un nouvel exemple de l'intérêt qui s'attache à la reconnaissance opportune du tarassis, car il ne saurait être indifférent d'apaiser une névropathe sous l'imposition des mains, ou de l'énerver davantage par une médication débilitante. Et comme « la forme non convulsive du mal, forme éminemment insidieuse, existe dans l'armée avec plus de fréquence peut-être que la modalité convulsive », le médecin militaire, singulièrement, est tenu de savoir la découvrir. Cela présente quelque difficulté, sans doute : rien de surprenant à ce que les troubles du cas actuel aient su dérober successivement leur essence à la pénétration scientifique de trois praticiens de nos premiers hôpitaux militaires. Mais tout embarras tombera bientôt pour quiconque voudra « se persuader que l'affection est commune chez l'homme, où l'on doit la rechercher avec assurance aussi bien que chez la femme », afin d'en tirer sur le champ ses corollaires thérapeutiques, médico-légaux et autres, au double avantage de la science et

du malade. Ma conviction intime touchant ce point particulier
de la pathologie m'a permis de trouver sa confirmation évidente quatre fois en moins d'une année parmi neuf cents
jeunes hommes presque tous vigoureux, bien que nul de mes
sujets n'ait frappé l'attention par le bruit ou par le tumulte de
ses attaques ; toujours en effet le mal s'est révélé sous des
dehors relativement silencieux, et j'ai cru devoir laisser de
côté beaucoup de névropathies tranquilles dont les manifestations adoucies m'ont paru trop frustes pour établir sur elles
la base assurée d'une première démonstration.

Des faits comparables aux miens doivent couver un peu
partout dans l'armée. Il n'est même pas téméraire de conjec-
turer que certains corps d'Afrique jouissent sous ce rapport
d'une faveur particulière.

Au surplus, les observations intéressantes se multiplient en
dehors du monde militaire. Qui donc, naguère, avant les con-
férences lumineuses de M. Charcot, soupçonnait en France
la nature primordiale de nombreuses paralysies énigmatiques,
écloses sans crise convulsive après des traumatismes variés ?
Tout n'est point dit. L'avenir nous ménagera des révélations
inattendues jusqu'au jour où la grande-névrose aura conquis
pour jamais sa place immense dans le cadre nosologique.

VI

Le samedi 28 novembre 1885, E..., né à Bourges le
14 avril 1866, prit place comme malade dans un des grands
hôpitaux de Paris. L'appréciation médicale de son cas n'était
point sans présenter de la difficulté. Eu égard à sa profession de peintre en bâtiment, on dut songer à l'alcoolisme, à
l'intoxication saturnine, qui, néanmoins, furent successivement rejetés pour conclure à la dilatation stomacale, lésion
non douteuse assurément, mais dont le développement modéré ne justifiait pas d'une façon convaincante le recours
d'un adolescent aux soins de l'assistance hospitalière.

Sous l'impression des diverses péripéties de l'interroga-
toire, j'avais acquis la presque certitude que l'on se trouvait
en présence d'un tarassique. Cependant, comme j'étais
inconnu dans le service, où je pénétrais pour la première
fois, je crus devoir m'abstenir momentanément d'émettre
aucune opinion, et je réservai la communication de ma
pensée pour un entretien particulier ultérieur avec le
médecin traitant. S'il n'accepta point d'abord mon sentiment sans marques d'incrédulité, l'instant d'après, au lit
du malade, toute trace de doute ne s'en évanouissait pas
moins de son esprit.

De constitution débile, E... porte un large stigmate de stru-
mes à la région sous-maxillaire gauche. Le 7 octobre 1881,
après un excès isolé d'absinthe, il fut pris de crises nerveuses
avec perte de connaissance, mal qui, dans la suite, se repro-
duisit fréquemment, et jusqu'à quatre fois par jour. Puis, peu
à peu, les rémissions augmentèrent de durée. Précédée d'un
apaisement de huit mois, la dernière manifestation convulsive remonte elle-même à six mois en arrière, et vint après
une vive contrariété.

Actuellement : pas d'action réflexe sous l'impression du
doigt introduit dans la gorge jusqu'à l'épiglotte; perte presque totale du goût et de l'odorat ; diplopie et micropsie
droites ; parésie auditive du même côté ; point hyperesthé-
sique vers les dernières épineuses dorsales ; épigastralgie ;
sensibilité costale inférieure et sensibilité iliaque très exagé-
rées à gauche, sous la moindre pression ; insensibilité presque
complète à la douleur dans toute l'étendue des téguments de
la moitié droite du corps, où cependant le tact, bien qu'a-
moindri, persiste suffisamment. De ce même côté, tous les
muscles des membres sont parésiés : la main droite ne donne
que 10 au dynamomètre à pression digitale, alors que la main
gauche atteint 40 ; la jambe traîne un peu dans la marche,
surtout pour les premiers pas. Parallèlement, on constate

une légère diminution du sentiment musculaire ; du sentiment musculaire, et non du « sens musculaire », locution
vicieuse dont on déplore l'emploi dans l'enseignement
d'hommes autorisés. Le sens et le sentiment, en effet, res-
sortissent à deux ordres de perceptions qui diffèrent entre
elles au degré de l'objectif et du subjectif. Mais, il semble
qu'une fatalité ait voué cette affection à la confusion du langage. Bref, le sentiment musculaire, acte physiologique intérieur que toujours l'organisme bien portant exécute de lui-
même en silence comme tout autre phénomène vital, n'est
que faiblement atteint chez ce malade. A peine tâtonne-t-il
sous l'occlusion oculaire pour toucher à volonté de la main
droite les divers points de son corps. Il sait où se trouvent
ses membres dans son lit, perception qui lui vient aussi en
quelque mesure de l'action tactile sur les draps.

Amoindrissement du toucher, diminution du sentiment
musculaire, amyosthénie, sont trois causes dont la réunion
chez E... troubla suffisamment sa précision manuelle dès la
première attaque pour l'obliger à quitter la profession de
dessinateur qu'il exerçait alors. Après dix-huit mois de soins,
pris en famille et dans les hôpitaux, où, dit-il, on le considéra
comme épileptique, il s'est fait peintre en bâtiment, métier
auquel il doit aussi renoncer aujourd'hui, parce qu'il ne peut
plus tenir les bras en l'air et parce que son pinceau lui
échappe des mains.

Voilà pour l'ensemble des caractères somatiques les plus
importants.

Quant au côté mental du sujet, l'esprit en est fantasque
comme celui de bien des femmes. Rarement les hommes
atteints de tarassis offrent un pareil degré d'évagation, car
la grande-névrose les rend pour la plupart aussi taciturnes
qu'elle fait les femmes évaporées.

VII

Tarassiques de toute condition sociale, de tout aspect physique, de toute âme emplissent le monde; chacun en conviendra bientôt, une fois passée la première surprise. Je n'éprouverais nulle difficulté pour entasser observation sur observation; mon travail y gagnerait moins en intérêt qu'en longueur.

Sommes-nous donc en présence d'une maladie nouvelle, ou d'une affection qui ait augmenté de fréquence à notre époque?

La maladie n'est pas de création récente. On la retrouve dans le passé par de nombreux exemples méconnus jusqu'ici, ou mal interprétés; j'en relaterai tout à l'heure quelques-uns des plus remarquables. Aucune donnée précise ne permet d'évaluer sa fréquence relative aux divers âges de l'humanité; seulement, il est à croire que les grandes causes dont on admet l'influence sur la multiplication moderne des affections nerveuses en général ne restent point indifférentes à l'éclosion du tarassis et à son perfectionnement. Notre temps en connaît deux principales; elles ébranlent le système nerveux en portant leur action, l'une directement sur l'organe, l'autre sur la fonction. C'est d'un côté l'alcool, ainsi que chacun sait, et de l'autre une éducation trop littéraire, ou plutôt une éducation littéraire dépravée en ses principes, qui cultive l'imagination aux dépens du jugement, enseigne l'art de prendre les mots pour des faits, déroute partout la raison, représente les sophismes outrés comme productions avérées du sens commun. Par là s'explique l'affaissement des classes réputées dirigeantes naguère: comme elles ne recherchent d'autre nourriture intellectuelle que la lecture passionnée d'une presse byzantine, leurs dehors d'apparente gravité recouvrent un fond frivole insondable, où gît le secret de leur impuissance énervée. En réalité cependant, rien n'autorise à penser que le tarassis soit très sensiblement impressionné par cet agent psychique ; il est du reste compatible jusque dans l'extrême vieillesse avec une intelligence vaste et une incontestable supériorité de caractère, contrairement à l'épilepsie, qui conduit à la démence : promoteurs d'idées nouvelles, puissants agitateurs d'hommes souvent en ont gémi, et peut-être ne vont-ils jamais sans une parcelle du mal, car c'est surtout par leur énergie contagieuse de vertige qu'ils entraînent les masses populaires. Sans doute, il n'en surgit guère parmi la classe abondante des tarassiques d'humeur concentrée ; la plupart sont remarquables d'exaltation ; leur complexion inquiète, un besoin impérieux de mouvement, de déplacements continuels, les instigue aux tentatives extraordinaires : pour eux, la mort tragique n'est pas chose inouïe.

Quand on lit les œuvres de Jean-Jacques Rousseau, ses *Confessions*, sa *Correspondance;* qu'on l'entend parler du mal indéterminé dont il souffrit durant toute son existence ; qu'on lui voit répandre « des torrents de larmes » ; qu'on écoute ses lamentations éloquentes ; qu'on le suit dans les méandres de son esprit dyscole ; que l'on considère les motifs souvent futiles de ses fréquents voyages, de ses pérégrinations incessantes, entreprises, comme il le dit lui-même, par « je ne sais quelle fatalité qui me détermine indépendamment de ma raison » (1), l'on ne saurait se défendre de méditer en lui sur la grande-névrose. Si néanmoins un doute restait encore, il s'effacerait vite en lisant Corancez, qui, après avoir longtemps vécu dans l'intimité de Rousseau, imprima l'année même où son ami mourut une notice biographique précieuse pour l'exacte

(1) *Lettre à M. du Peyrou*, datée de Chiswick, 14 mars '766. — Paris, chez Giguet et Michaud, an XI.

connaissance de cet homme célèbre. « Lorsqu'il était lui, rapporte Corancez, il était d'une simplicité rare, qui tenait du caractère de l'enfance ; il en avait l'ingénuité, la gaîté, la bonté, et surtout la timidité. Lorsqu'il était en proie aux agitations d'une certaine qualité d'humeur qui circulait avec son sang, il était alors si différent de lui-même, qu'il inspirait, non pas la colère, non pas la haine, mais la pitié...

» ... Il se mit devant sa petite épinette, mais dans un tel état que ses doigts tremblaient sur les touches, et que sa voix ne pouvait se faire un passage ; il toussait, soupirait et s'agitait, en nous assurant que cela ne tarderait pas à passer. Il parvint en effet à chanter ses deux airs...

» ... Je le voyais souvent dans un état de convulsion qui rendait son visage méconnaissable, et surtout l'expression de sa figure réellement effrayante. Dans cet état, ses regards semblaient embrasser la totalité de l'espace, et ses yeux paraissaient voir tout à la fois ; mais, dans le fait, ils ne voyaient rien. Il se retournait sur sa chaise et passait le bras par dessus le dossier. Ce bras, ainsi suspendu, avait un mouvement accéléré comme celui du balancier d'une pendule...

» ... Il est certain qu'il avait, en naissant, le germe de cette affreuse maladie, qui, comme toutes les autres, a eu ses périodes, son commencement, son milieu et sa fin » (1).

Peut-on exiger d'une plume incompétente une description nosologique mieux caractérisée ? Seul le nom de la maladie reste dans l'ombre ; s'il n'existait pas alors, comment le chroniqueur aurait-il su l'écrire ?... à moins d'appliquer un de ceux dont les vieilles annales souillèrent trop de fois la mémoire des plus grands personnages.

Sans trop s'écarter de la matière, il est à noter au passage que la science moderne verra, dans le cas de Jeanne Darc, un précédent à la multiplication des images sug-

_____

(1) De *Jean-Jacques Rousseau*, par Corancez. Paris, 1778.

gestives développées chez les grandes hypnotiques, par
progression géométrique jusqu'à l'infini, au gré de l'expé-
rimentateur : « Jeanne dit et confessa qu'elle avait eu des
apparitions qui venaient fréquemment à elle en grande
quantité et en minime étendue (1). Ce dont je me souviens
le mieux, c'est que, d'après son dire, ses apparitions venaient en grande multitude et en minime étendue » (2).

En décrétant Mahomet d'épilepsie, l'histoire a calom-
nié le tempérament du grand prophète. Dès son jeune âge,
il étonnait par sa manière d'être. Plus tard, dans des visions,
l'ange Gabriel lui apparaissait sous forme humaine. « Autour
de lui, si ce n'est parmi ses proches, on prenait les désordres de son intelligence en pitié quand on ne les prenait
pas en colère... Tous les témoignages s'accordent, en remontant à ceux d'Ayésha, sa femme, et de Zeïd, fils de
Thâbit, le premier éditeur du Coran, pour constater que
dans les moments où Mahomet était inspiré, il tombait en
un état extraordinaire et très effrayant. La sueur coulait
alors de son front, même pendant les saisons les moins
chaudes de l'année ; ses yeux devenaient rouges de sang ;
il poussait des gémissements, et la crise se terminait le plus
souvent par une syncope, qui durait plus ou moins de
temps ; il n'aimait pas qu'on le vît en ce désordre et ses
amis les plus familiers n'osaient en ce moment lever les
regards sur lui. Sans reconnaître dans ces émotions singu-
lières des attaques d'épilepsie, comme on l'a bien des fois
prétendu, on peut croire que les récitations du Coran étaient
toujours accompagnées pour Mahomet d'un trouble profond. Persuadé de sa mission divine, comme il l'était, il
avait pu arriver assez vite à penser que Dieu même parlait

---

(1) *Procès de condamnation de Jeanne d'Arc*, déposition de
frère Jean Toutmouillé, traduction de Joseph Fabre. Paris, 1884,
Ch. Delagrave.
(2) Même ouvrage. déposition de frère Martin Ladvenu.

par sa bouche. » Ainsi s'exprime Barthélemy Saint-Hilaire
sur l'illuminé de la Mecque, pour repousser ensuite l'opinion de « M. A. Sprenger, qui, médecin en même temps
que philologue, a consacré un chapitre presque entier à
l'hystéricisme de Mahomet » (1).

Dans son impartialité, l'histoire n'a pas mieux traité le
génie de César que celui de Mahomet. « César s'exposait
volontiers à tous les périls, et ne se refusait à aucun des
travaux de la guerre, dit Plutarque. Ce mépris du danger
n'étonnait point ses soldats, qui connaissaient son amour
pour la gloire ; mais ils étaient surpris de sa patience dans
des travaux qu'ils trouvaient supérieurs à ses forces ; car
il avait la peau blanche et délicate, était frêle de corps et
sujet à des maux de tête et à des attaques d'épilepsie » (2).

N'ayant jamais été médecin, Plutarque est excusable en
son erreur; il écrivait plus d'un siècle après la mort de
César, et ne le jugeait que d'après les rapports du temps
passé. Nos confrères de l'époque le trompèrent sur l'état
morbide du héros comme pourraient faire nos contem-
porains.

Toujours est-il que César montrait une grande agitation
de caractère. Ses larmes coulaient aisément. « Il lisait, un

---

(1) *Mahomet et le Coran,* par Barthélemy Saint-Hilaire, in-8°.
— Paris, 1865, Didier et Cie.
Il n'est pas probable que Barthélemy Saint-Hilaire eût présent
à l'esprit le portrait médical de Rousseau par Corancez pendant
qu'il retraçait lui-même la physionomie pathologique de Mahomet;
aussi la similitude, parfois l'identité, des termes et des expres-
sions dont se servent les deux historiens n'en sont-elles que plus
remarquables : « Agitations d'une certaine qualité d'humeur...
désordres de l'intelligence... — inspirer la colère, la pitié...
prendre en pitié, en colère... — figure effrayante... état très
effrayant... — regards perdus... yeux rouges de sang... », — etc.
(2) *Vie des hommes illustres*, de Plutarque, traduites par Alexis
Pierron. — Paris, 1845, Charpentier.

jour de loisir, quelque passage de l'histoire d'Alexandre ;
il tomba, après sa lecture, dans une méditation profonde,
puis il se mit à pleurer. Ses amis, étonnés, lui en demandèrent la cause. N'est-ce pas, dit-il, un juste sujet de douleur, de voir qu'Alexandre, à l'âge où je suis, eût déjà
conquis tant de royaumes, et que je n'aie encore rien fait
de mémorable? » La hardiesse des procédés n'arrêta jamais
ses entreprises : à peine nommé consul, « il publia des lois
dignes du tribun le plus audacieux. Il proposa, par le seul
motif de plaire au peuple, des partages de terres et des
distributions de blé. » Et qui reconnaîtra la promptitude
de l'aura épileptique dans l'épisode suivant, relatif à la
bataille de Thapsus? « ... D'autres prétendent que César
ne fut pas présent à l'action ; qu'au moment où il rangeait
son armée en bataille et donnait ses ordres, il fut pris
d'un accès de la maladie à laquelle il était sujet ; dès qu'il
en sentit la première atteinte, et avant que le mal lui eût
entièrement ôté l'usage de ses sens et de ses forces, il se
fit porter, déjà saisi du tremblement, dans une des tours
voisines, où il attendit en repos la fin de l'accès. »

En vérité, César était un tarrassique illustre.

Maintenant, voici venir Socrate, si singulier dès son
enfance, et durant toute sa vie, que Zénon l'Épicurien le
surnomma plus tard bouffon d'Athènes. Son démon, ou
esprit familier, a grandement intrigué historiens, philoso-
phes et médecins. Toutefois, « il n'y a que quelques modernes, dit Lélut, qui, ne pouvant expliquer, ont, pour la
plupart, pris le parti de nier ou de traiter Socrate d'impos-
teur » (1). Lélut en fait un fou.

« Socrate eut des extases, presque des accès de catalepsie... Au siège de Potidée, qui dura trois ans, pendant
l'hiver, il avait marché nu-pieds, sur les glaçons, vêtu à la

(1) LÉLUT, *Le Démon de Socrate.* — Paris, 1856, J.-B. Baillière.

légère, comme à son ordinaire, ce qui étonna beaucoup
ses amis ou ses compagnons d'armes. L'été vient, et voilà
qu'un beau jour on le trouve debout dans la campagne,
regardant fixement le soleil, comme font certains aliénés
frappés d'incurabilité. On va, on vient autour de lui, on se
le montre du doigt. Socrate n'y prend garde. Le soir arrive;
des soldats Ioniens apportent leurs lits de campagne en cet
endroit, pour observer s'il passera la nuit dans la même
posture. C'est ce qui eut lieu, en effet, et ce ne fut que le
lendemain, au lever du soleil, qu'après avoir fait un grand
salut à l'astre, Socrate se retira, à pas lents, dans sa tente,
sans mot dire, et sans faire attention à ceux qui le suivaient,
tout stupéfaits d'une pareille scène » (1).

L'extase de Potidée ne fut point chose exceptionnelle
dans la vie de Socrate. Sans durer aussi longtemps chaque
fois, cet état le prenait souvent; ainsi lui arriva-t-il le soir
qu'il se rendait au souper d'Agathon. En une autre circonstance, Plutarque fait dire à Théocrite : « Un jour que j'allois
chez le divin Euthyphron, Socrates montoit à mont (comme
il t'en peult bien souvenir, Simmias, car tu y étois aussi) vers
le lieu appelé *Symbole*, et vers la maison d'Androcydes, inter-
rogant par le chemin tousjours et harrassant de questions
Euthyphron, par manière de jeu; et lors il s'arresta tout
soudain et s'appuya, demourant attentif, un assez long
temps; puis s'en retournant tout court, s'en alla par la rue
des faiseurs de coffres, et faist appeler ceulx de ses familiers
qui étoient devant parce que son esprit luy deffendoit d'aller
par là (2). — Il s'arrêtait tout court, quelquefois sans motif
apparent, d'autrefois à propos d'un éternuement venu de lui
ou d'un de ses voisins » (Lélut). Pour ce dernier fait, les
plaisanteries sarcastiques n'ont pas été ménagées au Démon.

_____

(1) Lélut, *Du Démon de Socrate*, in-18. — Paris, 1856.
(2) *Du Dœmon, ou Esprit familier de Socrates. En forme de
devis.* Plutarque, traduction d'Amyot. — Paris, an XI.

On ne soupçonnait point alors l'influence suggestive du son sur la catalepsie, non plus que celle de la lumière, qui suivant toute vraisemblance causa l'extase de Polidée. « Cette singulière action d'un bruit intense et inattendu, dit M. Paul Richer dans ses *Études cliniques* de la Salpêtrière, donna lieu à plus d'un accident singulier. Un jour de Fête-Dieu plusieurs hystériques qui suivaient la procession sont rendues cataleptiques par la musique militaire qui, chaque année, vient, dans l'intérieur de l'hospice, prêter son concours à cette solennité. Une autre fois l'une d'elles tombe cataleptique en entendant un chien aboyer. Une autre profite d'un jour de sortie pour aller au concert du Châtelet. Trois fois pendant le cours de la séance musicale, elle est rendue cataleptique. La personne qui l'accompagnait en cette circonstance connaissait le moyen bien simple de faire cesser ce genre de catalepsie; elle n'avait qu'à lui souffler sur le visage pour la rendre aussitôt à la vie commune et au concert » (1).

Que n'aurait-on pas conté de Socrate si l'aboiement d'un chien l'eût immobilisé ?

Poursuivre davantage l'énumération rétrospective des tarassiques fameux excéderait les proportions générales de cette monographie. Je m'arrête donc, me bornant à indiquer pour le temps présent que l'épingle du neurologue, orientée dès l'abord par les marques irréfragables d'une agitation maladive, décèlera sans surprise mainte analgésie tégumentaire chez les sommités politico-sociales en faveur auprès de la naïveté rurale, ou de l'alcoolisme urbain.

VIII

Eh bien oui, concède-t-on enfin, il est vrai, l'hystérie fut souvent méconnue : et que de maladies dont on en pourrait

(1) Paul RICHER, *Études cliniques sur la grande hystérie*, p. 529. — Paris, 1885, A. Delahaye et E. Lecrosnier.

dire autant! Faudra-t-il bouleverser leur nomenclature pour si peu? Commettrions-nous moins d'erreurs après qu'avant? Non, non; on voit tout dé suite les inconvénients nombreux qu'il y aurait à changer une dénomination dès longtemps acceptée; quant aux avantages possibles, ils n'apparaissent point avec même évidence.

Puisque les considérations développées au paragraphe III ne constituent pas une argumentation péremptoire, il ne me reste plus que peu de mots à dire.

À la manière de tous les groupes humains qui tendent à confiner leur existence dans une atmosphère déterminée, les médecins subissent l'influence de milieu jusqu'à ne pas voir que l'orbe où ils se meuvent frôle parfois le ridicule. Trop souvent ils déconcertent les profanes aux dépens de la gravité professionnelle.

Voici, par hypothèse, devant ses juges, tel auteur de crime, ou de délit, commis vers le début d'une méningo-encéphalite interstitielle chronique diffuse. Est-ce un nom ou une description complète? C'est un nom que l'expert, homme idoine en science médicale, hésite à présenter aux magistrats. Pour parvenir à se faire comprendre, il montre l'accusé dans un état continuel de mouvement, ne tenant pas sur place, ne dormant point, marchant du matin au soir, écrivant et parlant sans cesse, puis, il se résume en le déclarant atteint de paralysie générale.

Ces petites excentricités fourmillent. Si le comique redouté du xviie siècle raillait encore, il aurait beau jeu parmi nous; convenons-en de bonne grâce.

Mais, gardons-nous par-dessus tout de gloser utérus pour des souffrances de troupier, et croyons que la statistique médicale de l'armée saura, longtemps dans l'avenir, protéger ses tableaux contre un vocable en seul rapport d'antagonisme avec le sexe de nos soldats.

MILITAIRE HYPNOTIQUE

F..., âgé de vingt-cinq ans; constitution d'apparence un peu frêle; exerce la profession de tailleur.

En dehors de palpitations sans désordre organique et d'une hémicrânie gauche pour lesquelles il est venu me consulter, cet homme n'offre de prime abord que des signes incertains de tarassis : par comparaison avec la moitié droite du corps, à peine le côté gauche accuse-t-il une vague analgésie relative; peut-être trouve-t-on de l'indolence vers le réflexe pharyngien; les sens spéciaux possèdent leur acuité normale; nulle crise convulsive ne figure aux antécédents personnels.

D'après les indications fournies par le malade, on peut croire sa mère hystérique.

F... s'est endormi d'un sommeil profond dès la première incitation hypnotique : en l'état, ses douleurs cérébrales ont disparu sans retour par injonction modérée. J'ai rencontré plus de résistance du côté des palpitations qui, simplement amendées tout d'abord, n'ont fait place au calme complet qu'à la suite de trois ou quatre séances nouvelles.

Après avoir supprimé la céphalée de F..., cómme je le laissais reposer dans un fauteuil sans soupçonner l'éminente perfection de ses capacités hypnotiques, il vint à rêver tout haut. Lui donnant la réplique aussitôt, je m'abandonnai au caprice de ses visions plus que je ne cherchai à les guider moi-même. Concurremment, j'interrogeai l'hyperexcitabilité musculaire, en évitant de mettre dans mes paroles et dans mes gestes rien qui pût éveiller son attention à ce sujet; cependant, bien qu'il n'eût jamais assisté à aucun examen analogue, sa main se contractura énergiquement en flexion sous la friction des extenseurs, à vrai dire sans égard pour la règle attendu qu'il ne saurait être ici question de simple

rétraction tonique par relâchement d'antagonistes. Ce phénomène physique eut un retentissement immédiat sur notre
conversation, dont voici la relation abrégée :

Par la pensée, nous errions au Luxembourg ; F... était ravi
du bien-être trouvé sous les ombrages, il voyait la foule des
promeneurs, écoutait dans une satisfaction marquée la
musique de son régiment, lorsque, au moment précis de la
fermeture de sa main, l'inquiétude se peignit tout à coup sur
sa physionomie. « Qu'avez vous ? » lui dis-je ; à quoi il
répondit précipitamment et en baissant la voix qu'il redou-
tait de se voir enlever un billet de cent francs. Portant alors
mes doigts au contact de ses fléchisseurs, je vis sa main
s'ouvrir, et il reprit : « C'est cela, je vous le confie, placez-le
dans votre porte-monnaie, il y sera en sûreté. »

De là découle avec évidence que le geste provoqué, non
seulement commandait l'attitude générale du corps, conformément à ce que l'on constate chaque jour en pareille occu-
rence, mais encore qu'il agitait profondément le sentiment
intérieur.

Tout en sachant fort bien reconnaître laquelle de mes
deux mains je lui présente, F... demeure impassible tant que
je me borne à mettre cette main dans la sienne ; mais, dès
que je viens à presser sur ses extenseurs à l'aide de mon
autre main, il m'étreint vigoureusement pour ne pas me
laisser emmener par un monsieur qui veut se faire soigner
par moi, dit-il. En vain m'efforcè-je de le convaincre que le
personnage s'est éloigné, il le voit toujours derrière moi ;
aussi me tient-il si bien que je ne parviens pas à me dégager
de force. Et, tandis que l'instigation verbale se montre de la
sorte tout à fait inefficace, le plus léger attouchement des
fléchisseurs me rend la liberté sur le champ : « le voilà
parti », dit-il avec un ample soupir de délivrance.

Le cours des idées se modifie plus ou moins suivant le
changement de milieu : ainsi, aux buttes Chaumont, c'est
sur la balustrade de la passerelle que se crispe la main

de F... par crainte d'une chute; ou bien, s'il me saisit, il le fait avec une puissance convulsive extraordinaire afin de me retenir au-dessus d'un précipice dans lequel il me voit près de glisser : « prenez garde! prenez garde! vous allez tomber! » s'écrie-t-il vivement. Toutefois, même inefficacité de l'injonction vocale pour détruire ce qu'a créé un autre mode de suggestion ; impossible de persuader à mon compagnon de promenade qu'il a franchi la passerelle et que je suis moi-même hors de danger : « pas encore! » au lieu que la scène change incontinent par une petite pression de mes doigts sur ses fléchisseurs : « enfin ! »

Les muscles de la face restent à peu près impassibles sous l'action mécanique; néanmoins, un faible mouvement de contraction se dessine dans l'orbiculaire des paupières closes lorsqu'on applique l'extrémité du doigt au pourtour de l'orbite. Simultanément, F... annonce une sensation d'obscurité, qui va croissant avec la pression, et atteint son plus haut degré quand cette pression s'exerce au niveau de l'apophyse montante du maxillaire. Pendant l'expérience, les deux yeux gardent leur indépendance l'un par rapport à l'autre, c'est-à-dire qu'on détermine l'amaurose à volonté, soit à droite, soit à gauche, au moyen d'une pression correspondante : dans l'attouchement binoculaire simultané, les ténèbres deviennent complètes : « le ciel se couvre », dit alors le sujet, « il va faire de l'orage; quelle nuit! je n'aperçois plus les becs de gaz; hâtons-nous de rentrer ».

Au contraire de ce qui a été remarqué tout à l'heure relativement à la permanence des impressions subjectives issues des membres, le trouble visuel cesse avec la manœuvre qui l'avait provoqué, obéissant ainsi au caractère fugitif des contractions faciales; lors du réveil aussi l'obscurité s'évanouit instantanément, même quand les doigts compresseurs restent en place.

La mise en œuvre somnambulique des fléchisseurs de F... ébranle donc fortement son moral avec tendance manifeste à la génération des conceptions pénibles ; il en éprouve d'incontestables tourments intérieurs, douloureusement peints sur sa physionomie, affirmés dans son langage en termes véhéments, et traduits par tout son être sous diverses attitudes dramatiques, saisissantes pour l'observateur qui ne saurait sans cruauté prolonger tant de souffrances, ni les renouveler après les avoir constatées une première fois.

En retour, le jeu des extenseurs imprime à la pensée un cours agréable que la sollicitation verbale seconde et pousse jusqu'à la félicité. Cet empire de la parole est d'ailleurs absolu par lui-même dans l'état de résolution physique.

Un souffle dirigé sur la main, suivant qu'il est frais ou qu'il est tiède, donne naissance à des réflexions correspondantes ayant trait à la situation atmosphérique : « l'air devient froid, il faut nous retirer », ou bien « le soleil est ardent, passons à l'ombre ».

On soulève les paupières sans difficulté, elles ne retombent pas ; le regard est fixe, avec pupille sensible à la lumière ; la rareté des clignotements amène au réveil une certaine gêne par irritation de la conjonctive, gêne dont le malade ne s'explique pas la cause. F... ouvre aussi et ferme ses yeux à l'injonction verbale. Qu'il ait les yeux ouverts ou qu'il les ait fermés, l'ensemble des particularités décrites ci-dessus n'éprouve aucun changement, pas même la production d'obscurité sous pression digitale, qui vient sans doute dans l'œil ouvert comme par ressouvenir, vu qu'il n'y a point trace alors de contraction orbiculaire capable d'expliquer l'impression subjective.

Quant à la friction du sinciput, elle ne paraît pas exercer d'action spéciale sur le degré hypnotique.

Afin de reconnaître jusqu'à quel point il est indispensable de procéder toujours de la même manière pour obtenir des réactions musculaires identiques, j'annonçai un jour au sujet endormi que, à l'avenir, ses fléchisseurs ainsi que ses

extenseurs fonctionneraient par excitation directe, au lieu
d'obéir comme devant à l'attouchement des antagonistes.
Après cela, il est vrai, la première tentative trahit d'abord
de l'hésitation dans son accomplissement; cependant la
réussite fut bientôt entière; elle ne s'est jamais démentie
depuis au cours des examens ultérieurs.

Non seulement les contractions musculaires, autres que
celles de la face, persistent au réveil, mais encore elles surviennent et disparaissent dans l'état de veille en dehors de
toute indication de l'effet recherché. Par leur persistance,
ou par leur éclosion, elles n'ont plus pour conséquence psychique que d'exciter la surprise du malade.

Durant son sommeil, F... obéit à mes commandements
avec ponctualité, et cela d'autant mieux qu'il a les yeux
ouverts, parce que la vue lui donne la faculté d'éviter ou de
déplacer les obstacles : ainsi, pour me permettre de me-
surer sa taille, il quitte ses chaussures, va sans hésitation
s'appuyer contre un mur dans la position que je lui pres-
cris, puis, une fois l'opération terminée, retourne à sa place
première où il remet correctement brodequins et lacets. Il
écrit; copie, compose.

L'accomplissement des injonctions à échéance post-
hypnotique ne laisse rien à désirer : revenu à lui, F... prend
dans ma bibliothèque un livre désigné sous hypnose; il le
feuillette jusqu'à telle page dite; sa surprise est grande de
trouver là son portrait, qu'il m'offre ensuite d'un air où
perce tout son contentement. Mais, s'il voit ainsi des choses
imaginaires, l'élimination suggestive des objets réels et des
personnes réussit avec un succès égal : quoi que je fasse
pour le rappeler au sentiment de la réalité, il ne m'aper-
çoit ni ne m'entend à son réveil (sorte de réveil incomplet,
réveil partiel et provisoire) quand je lui en ai donné l'injonction préalable; étonné de mon absence, il me cherche
du regard dans toutes les directions, et, après s'être livré à
diverses occupations suggérées, il exécute son instruction

dernière, qui est de se rendormir afin que ma personnalité recouvre tout pouvoir sur la sienne.

A moins d'ordre spécial, nul souvenir ne subsiste au réveil définitif.

Là se termine le compte rendu de cette observation médicale ; bien que très écourté, il suffit, tout à la fois, à montrer que le cas relève du grand hypnotisme, à établir qu'un nervosisme intense a pu demeurer latent au point de permettre sans trop d'obstacle l'accomplissement intégral du service militaire, à constater, enfin, des conséquences thérapeutiques heureuses, fait essentiel en médecine : on vient de voir en effet partir douleurs et palpitations. J'ajoute que mon malade a été mis hypnotiquement en puissance d'un moyen propre à supprimer, ou, plutôt, à prévenir ses émotions pathologiques, quand d'aventure elles semblent manifester une tendance à revenir : sans intervention du libre arbitre, par cérébration inconsciente, il applique sa main sur la région affligée, s'endort, et se retrouve dispos l'instant d'après. N'est-ce point là de la suggestion à longue échéance bien entendue ? D'un autre côté, les rêves, les impressions pénibles étant soigneusement écartés, et l'esprit maintenu dans la plus grande quiétude, F..., qui vainement depuis plusieurs années cherchait partout ailleurs un soulagement à ses maux, témoigne maintenant son bonheur d'avoir senti en peu de jours le calme succéder à la désespérance (1).

UN TARASSIQUE MÉCONNU

Tout le monde connaît le fait de Caius Mucius Cordus Scævola mettant sa main droite au-dessus d'un brasier ardent en présence de Porsenna. L'on sait moins, en géné-

(1) *Revue de l'Hypnotisme,* 1er octobre 1886.

ral, que les historiens varient d'opinion sur le mobile de
l'acte, et qu'ils n'accordent même pas une créance unanime
à son authenticité. Dans ses *Antiquités romaines*, Denys
d'Halicarnasse n'y fait aucune allusion, parce que, dit Gélénius, il a trouvé l'action trop féroce pour faire honneur aux
Romains (1); explication tant soit peu tragique ce semble.
Mais, on lit dans Tite-Live que Porsenna « tout à la fois
transporté de colère et épouvanté du péril qu'il courait
avait donné ordre que Mucius fût investi de flammes, avec
menace de l'y faire périr s'il ne s'expliquait promptement
sur la nature du complot mystérieux dont il le menaçait.
« Vois, dit alors Mucius, vois le cas que l'on fait du corps
« quand on n'a que la gloire en vue. » Aussitôt il porte la
main (dextram) au milieu des brasiers allumés pour le sacrifice et la laisse brûler aussi tranquillement *que si elle eût été
insensible* » (2). De son côté, Plutarque s'exprime de la manière
suivante : « Mucius fut pris et interrogué sur l'heure, et
ayant là esté apporté un foyer plein de feu pour le roy, qui
voulait sacrifier aux Dieux, il estendit sa main droite sur le
feu, en regardant franchement Porsena entre deux yeux,
pendant que la chair de sa main se rostissait, avec un visage
constant et asseuré, sans aucunement se mouvoir, iusques à
ce que le roy, estonné de voir une chose si estrange, com-
manda qu'on le laschast, et luy mesme, luy tendit son
espée. Mucius la prist avec sa main gauche, dont on dit qu'il
eut depuis le surnom de Scævola, qui veut autant dire
comme gaucher » (3).

Ainsi, des trois grands historiens de l'antiquité, Denys
d'Halicarnasse garde le silence au sujet de la main brûlée;

(1) Note insérée par l'abbé Bellenger dans sa traduction des
Antiquités romaines, de Denys d'Halicarnasse. — Paris, 1723, deux
volumes in-4°, t. I, p. 506.

(2) Tite-Live, traduit par Dureau de la Malle. — Paris, 1810,
liv. II, chap. xii.

(3) *Vie des hommes illustres;* traduction de Jacques Amyot, t. Ier,
p. 232 (Valérius Publicola). — A Lion, chez Paul Frelon, 1611.

Tite-Live dit que le jeune Romain se brûla pour la gloire, ce qui était fort dans sa tournure d'esprit comme on le comprendra mieux tout à l'heure, et, ce qui ne l'était pas moins, il voulut, d'après Plutarque, exciter l'étonnement du roi. Contre toute raison, d'autres auteurs, visant peut-être à l'effet littéraire, ont prétendu que Mucius avait voulu punir sa main de s'être trompée (1), quoiqu'elle eût uniquement agi en instrument irresponsable. Nul compte sérieux n'est à fonder non plus sur l'impression de férocité ressentie par Gélénius. Au contraire, un écrivain du xviie siècle, Catherinot (2), pour nier le fait à la vérité, a produit divers arguments critiques dignes d'une attention sérieuse, car, des seize raisons sur lesquelles son jugement s'étaie, plusieurs deviennent pleinement confirmatives de l'acte, si on les envisage d'un point de vue opposé au sien. « Toute la terre, dit-il, est fort persuadée de la grande action de Mucius Cordus, qui se brûla la main dextre, ayant manqué son coup sur Porsenna, et toute la terre se trompe bien fort. En voici les raisons démonstratives, ou au moins les conjectures pressantes...

» Deuxième raison. L'action de Mucius est véritable dans le fond, mais elle est fort suspecte, pour ne pas dire fausse, dans la circonstance de la main brûlée. Un homme se résoudra plutôt à se percer promptement le sein, comme Ajax..., qu'à se rôtir la main lentement et à petit feu ».

Ce raisonnement serait irréfutable si Mucius avait eu l'intention de se donner la mort. Que son dessein était bien autre! Sa conduite fut judicieuse, et le succès la couronna.

« La neuvième raison est que Mucius n'a point été nommé Scævola, ou ne l'a été que parce qu'il était gaucher de naissance, ou pour mieux dire d'enfance. Car les surnoms corporels étaient les plus fréquents... »

(1) Dans la *Biographie universelle* de Michaud, l'auteur de l'article Scævola semble attribuer ce propos à Tite-Live.
(2) *La Main de Scævola*, par le sieur Catherinot. — Bourges, 8 juillet 1682. — A la Bibliothèque nationale : Opuscules de Catherinot, t. I, lettre Z.

LANOAILLE DE LACHÈSE. 4

Rien n'est plus probable en effet.

« La onzième raison est que si l'action était vraie, Mucius devait être plutôt surnommé Ambustus que Scœvola. Ambustus fut le nom des Fabiens, parce que Q. Fabius fut flambé par le feu du ciel... Le même Mucius pouvait être surnommé Audax ou Mancus (Hardi ou Manchot)... »

Cela est incontestable dans sa dernière partie et corrobore la neuvième raison.

« La seizième raison est que ce brûlement de main, cette prétendue action était celle d'un désespéré. C'était une chose superflue, une œuvre de surérogation. Mucius se rendit par là inutile comme les poltrons qui se coupent les doigts pour se mettre hors du service militaire... »

Mucius n'a point agi en désespéré ; surtout, il n'a jamais songé à recourir au suicide, on ne saurait trop insister sur ce point, et l'événement a prouvé que son action n'était pas superflue. Quant à l'allusion au mobile des « poltrons » qui, on en conviendra, sont ici hors de cause, elle jaillit incidemment en trait lumineux pour éclairer le cas de bien des mutilés.

De ce qui précède, de ces assertions variées, de ces interprétations contradictoires, comment dégager la vérité ?

L'état mental de Scævola vient au secours du glossateur. Tout, dans Denys d'Halicarnasse, dans Tite-Live et dans Plutarque, représente Mucius sous un aspect théâtral. Nous l'avons vu déjà brûlant sa main pour la gloire, d'après Tite-Live, et, suivant Plutarque, pour étonner le roi. De son côté, Denys d'Halicarnasse en burine indirectement le portrait dans un passage remarquable, à citer en entier malgré son étendue :

« Mucius pria les consuls de convoquer le sénat, comme ayant quelque chose de très important à lui communiquer, et lorsque les sénateurs furent assemblés, il leur tint ce discours :

» Je médite, Messieurs (1), une entreprise qui délivrera

(1) Traduction de Bellenger.

Rome des maux qui l'accablent. Elle est hardie, je l'avoue :
mais je me sens assez de courage pour l'exécuter et j'espère
que le succès répondra à mon attente. Il est vrai que je n'ai
pas grande espérance de survivre à cette action, ou plutôt,
pour vous parler franchement, je n'en ai aucune. Étant donc
sur le point d'exposer ma vie à un danger évident, je serais
fâché qu'une entreprise aussi importante fût inconnue à tout
le monde si j'avais le malheur de manquer mon coup. En ce
cas mon unique consolation serait de n'être pas privé des
louanges dues à mon courage, et d'acquérir une gloire sans
fin par le sacrifice d'une vie mortelle... Le dessein que je
médite est d'aller en qualité de transfuge au camp des
Tyrrhéniens... Je vous promets de tuer leur roi... Il m'arri-
vera ce que les dieux ordonneront; je suis prêt à tout souffrir. J'aurai au moins la consolation de vous avoir faits
dépositaires de mes sentiments, et vous en rendrez témoi-
gnage au peuple. »

Après avoir tué par méprise le secrétaire de Porsenna
Scævola répond comme suit aux questions du roi :

« Je n'ignorais pas que je m'exposais à une mort certaine, soit que je réussisse, soit que je manquasse mon
coup; mais j'ai voulu rendre ce service à la ville de Rome
qui m'a donné la vie, et je me suis flatté d'acquérir une
gloire immortelle par le sacrifice d'un corps mortel... Si tu
veux m'engager ta parole avec serment de m'épargner la
torture et les autres tourments de la question, je te promets
de te découvrir un secret de la dernière importance où ta
vie est intéressée. » Et tout aussitôt, Denys ajoute que
Mucius parla ainsi par artifice, afin d'embarrasser Porsenna,
imaginant une ruse dont il était difficile de s'apercevoir
dans le moment, ruse qui consistait à persuader au roi que
trois cents jeunes gens avaient résolu d'attenter à sa vie,
l'un après l'autre, suivant la loi du tirage au sort, jusqu'à
réussite du complot. De son côté, Plutarque écrit que l'anec-
dote des conjurés ne fut qu'un stratagème où il n'y avait rien
de réel. C'est-à-dire que Mucius possédait la faculté d'affirmer
lestement en grande assurance de pures imaginations.

Trouvant invraisemblable l'épisode du brasier, Denys d'Halicarnasse l'a passé sous silence. Cependant, cet acte extraordinaire n'était pas plus merveilleux à l'époque où il fut accompli que ne le sont les procédés dont les Aïssaouas (1) usent couramment de nos jours pour soulever l'enthousiasme de leurs admirateurs. Le mouvement scientifique moderne qui s'émeut fort peu des innocentes supercheries musulmanes n'a aucun motif pour voir sous un jour différent le trait de Scævola. En définitive, rien ne précise le degré de sa brûlure, tandis, au contraire, que le débonnaire Porsenna paraît avoir été tout d'abord assez vivement impressionné du spectacle pour empêcher lui-même Mucius de pousser trop loin son expérience. Je sais plus d'un analgésique vivant capable de renouveler au besoin le prodige antique.

Avec Catherinot, je suis dans la conviction profonde que Mucius Corda avait été surnommé gaucher, non sans raison, longtemps avant d'effectuer l'entreprise qui l'a rendu célèbre ; mais, où Catherinot découvre un motif pour révoquer en doute l'exploit du foyer ardent, je trouve sa confirmation. Hémianalgésique droit, partant hémiparésique, Mucius employait volontiers sa main gauche par préférence à l'autre : c'est elle qui tua le secrétaire de Porsenna. Contrairement à une règle indulgente pour l'exception, Scævola connaissait son insensibilité physique, et voilà pourquoi il fit avec une superbe assurance la scène du brasier, punissant ainsi sur sa main droite l'erreur de sa main gauche, si l'on y tient absolument.

Cet illustre romain fut donc un hémianalgésique au caractère vain, généreux, extravagant, audacieux et menteur, dont la conduite mémorable à peine croyable naguère, sans rien perdre de la gloire si chère à son auteur, prend l'éclat de la vérité sous le flambeau du Tarassis.

(1) Cette notice sur Scævola fut originairement écrite pour la *Gazette médicale de l'Algérie*, où elle parut le 15 juin 1886, p. 81.

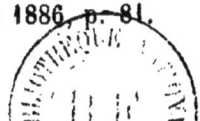